OBSERVATIONS D'ASCITE,

LUES A LA SOCIÉTÉ DE MÉDECINE DE LYON,

Dans sa séance du 26 juillet 1846,

PAR F.-M.-PH. LEVRAT AÎNÉ.

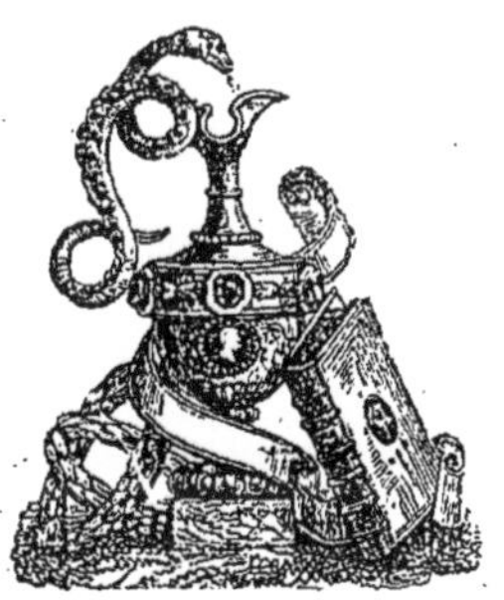

LYON,

IMPRIMERIE DE MARLE AINÉ,

RUE ST-DOMINIQUE, 13.

—

1846.

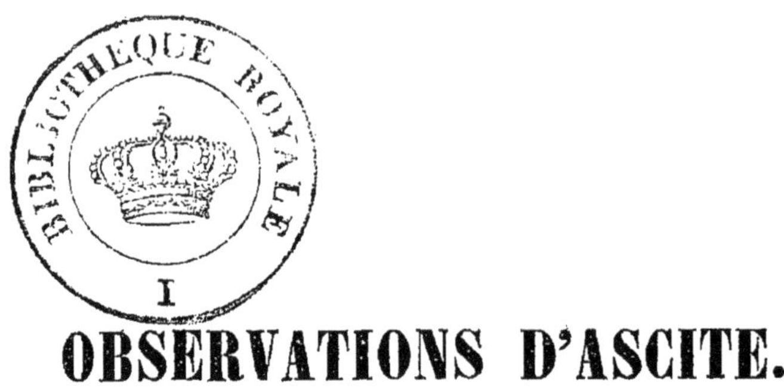

OBSERVATIONS D'ASCITE.

1846

OBSERVATIONS D'ASCITE,

LUES A LA SOCIÉTÉ DE MÉDECINE DE LYON, DANS SA SÉANCE DU 20 JUILLET 1846,

PAR

F.-M.-PH. **LEVRAT** AINÉ.

L'ascite, quelles que soient les causes qui lui donnent naissance, est toujours une maladie grave, longue, difficile à guérir et souvent incurable. Aussi, les exemples de guérison doivent être soigneusement recueillis et livrés à la méditation des médecins praticiens. C'est pour me conformer à cette marche de l'esprit médical, que je viens vous lire les observations qui suivent.

PREMIÈRE OBSERVATION.

Mme B..., âgée de 66 ans, d'une constitution forte, était cependant, depuis quelques années, sujette l'hiver aux irritations catarrhales de la poitrine, et, pendant les chaleurs, aux irritations gastro-intestinales. Ce retour périodique d'un ordre de maladie frappant toujours, et alternativement, dans des régions différentes, le même système d'organes, commença par déterminer l'œdématie des pieds et des jambes; cette enflure, forte le soir, diminuait la nuit pour revenir le lendemain. Un traitement, qui paraissait rationnel, avait été prescrit; il se composait d'une tisane faite avec les racines apéritives, le polygale de Virginie, les sirops de scille et de nerprun; malgré ces moyens, l'état de madame B..., loin de s'améliorer, devenait chaque jour plus grave, et l'inquiétude s'emparait de la malade, et surtout de sa famille. L'hydropisie avait gagné les cuisses, et l'ascite se formait de plus en plus. Le médecin de Mme B..., qui la soignait depuis 40 ans, dont le mérite était incontesté, tombe malade et ne peut continuer ses visites. Je suis appelé; Mme B.... ne pouvait plus se coucher, elle passait la nuit dans un fauteuil : l'oppression était grande, le pouls plein donnait 90 pulsations, la langue rouge, fendillée, sèche, les selles liquides, noirâtres, les urines rouges foncées, brûlantes et rares; tout annonçait une inflammation plus ou moins aiguë du tube digestif. Après cet examen, je crus reconnaître une hydropisie développée sous l'influence d'une pléthore sanguine, d'une hydropisie chaude des anciens, sthénique ou inflammatoire des modernes. Je fis part de l'opinion que j'avais de la maladie de Mme B..., et j'annonçai, quoique le cas fût grave, une amélioration dans peu de jours. Pour l'obtenir, je prescrivis l'application de 20 sangsues au-dessous du sein gauche ; les piqûres saignèrent plusieurs heures, et le pouls tomba à 65 pulsations. Pour boisson je faisais passer chaque jour deux litres de tisane de graine de lin, nitrée et adoucie avec le sirop de capillaire; cette tisane était alternée avec la tisane de gramen et de pommes reinettes et le lait sucré. Tous les médecins savent que cette dernière boisson a été très employée dans l'ascite anciennement par *Hortius*, *Moriceau* et *Spontius*, et de nos jours par *MM. Chrétien* et *Balonino*. Nous pensons que c'est surtout dans l'ascite sthénique, l'espèce qui se développe sous l'influence d'une inflammation de l'appareil digestif, que le lait est bien indiqué et qu'il a réussi.

Indépendamment de ces boissons, la malade prenait, toutes les trois heures, une cuillerée à bouche de la potion suivante :

Eau de laitue	105 grammes
Id. de fleur d'oranger. .	30 id.
Nitrate de potasse . . .	50 centigrammes.
Sirop de gomme . . .	45 grammes.

Le troisième jour de ce traitement, les urines devinrent tellement abondantes que la malade, dans les vingt-quatre heures, en rendait cinq à six litres. Bientôt les extrémités inférieures furent désenflées, l'ascite réduite au tiers; la malade put se coucher et dormir chaque nuit plusieurs heures. J'ajoutais au traitement, de temps en temps, une tasse de bouillon de veau, de chicorée blanche et de carottes jaunes ; l'amélioration allant toujours en augmentant, au bout d'un mois, Mme B... était convalescente. Je lui permis alors les viandes rôties, un peu de vin blanc de Pouilly trempé avec quatre cinquièmes d'eau. Depuis lors, Mme B... a joui d'une bonne santé et a vécu quinze années encore.

DEUXIÈME OBSERVATION.

Mme B..., rue Neuve des Charpennes, âgée de 27 à 28 ans, d'une bonne constitution, d'un tempérament nerveux, éprouvait, depuis plusieurs mois, une légère diminution du fluide menstruel ; de là, fatigue, courbature, douleurs vagues dans le ventre, inappétence, bouche pâteuse, langue blanche, bilieuse, constipation, urines rares et rouges : tel est l'état dans lequel je trouvais Mme B..., à ma première visite. En percutant l'abdomen, je m'aperçus bientôt qu'il y avait un commencement d'ascite. Cette maladie, qui avait déjà plusieurs jours de durée, avait affaibli la malade : elle se plaignait d'avoir, de temps en temps, un peu de fièvre, et, alors seulement, elle témoignait le désir de boire. Le pouls donnait 60 pulsations, était mou, faible. Après avoir mûrement réfléchi, je pensais qu'ici il fallait combiner les antiphlogistiques, les purgatifs salins et les diurétiques doux. Dans cette vue, je prescrivis quatre sangsues à chaque cuisse ; pour boisson, le bouillon de veau et de chicorée blanche. L'ascite, en peu de jours, avait augmenté d'une manière effrayante ; le ventre était énormément tendu. Le lendemain de l'application des sangsues, on donna une once (30 grammes) de sulfate de magnésie dans un bol de bouillon d'herbes, il y eut des selles séreuses abondantes, les urines coulèrent largement et avaient la couleur du petit lait clarifié ; le ventre diminuait aussi vite qu'il avait grossi. Encouragé par ce premier succès, le troisième jour je revins au même purgatif : même résultat, et pour les selles et pour les urines. A l'aide de la percussion, la malade étant debout, on reconnaissait encore un peu de liquide dans la région hypogastrique. Au lit, cette eau se perdait dans les viscères, et il était difficile d'en saisir la trace.

La malade fut mise à l'usage de l'infusion de fleur de genêt d'Espagne, dans demi-litre de laquelle on ajoutait 1 gramme de nitrate de potasse et 60 grammes de sirop des cinq racines ; la malade prenait, chaque jour, cette quantité de boisson ; à jeun et à midi, on lui donnait, tantôt seule, tantôt mêlée à sa tisane, une cuillerée à bouche du mélange suivant :

Rob de sureau	60 gram.
Id. de genièvre.	
Sirop des cinq racines. . . .	
Id. de capillaire	

Le régime se composait de potages légumineux, de viandes blanches bouillies ou rôties et d'un peu de vin blanc de Pouilly mêlé à quatre cinquièmes d'eau.

Toutes les fonctions revinrent assez vite à leur état

normal, et ce traitement, continué quarante-cinq jours, amène une guérison complète et sans rechûte.

TROISIÈME OBSERVATION.

Mlle Louise de M..., âgée de 5 ans, d'un tempérament nerveux, d'une constitution délicate et maladive, quoiqu'elle eût de l'appétit, la digestion était lente, difficile; elle éprouvait souvent des alternatives de constipation et de diarrhée; elle se plaignait fréquemment de douleurs vagues dans l'abdomen. Je fus appelé pour donner des soins à cet enfant vers les premiers jours de niuj 1845. Sa maigreur, son teint pâle et la proéminence de son ventre me frappèrent de prime-abord, et, en effet, depuis quelques jours Mlle Louise avait perdu complètement ses couleurs et l'hydropisie avait fait de rapides progrès. Le pouls était petit, mais régulier, la langue blanche, la bouche fade, l'appétit nul, un peu de fièvre dans la soirée, une maigreur qui tenait de l'hectisie. Je portais un pronostic peu rassurant pour les parents; cependant, sans promettre une guérison certaine, je laissais percer dans mon langage quelque lueur d'espérance. Ici, il fallait ranimer l'organisme défaillant, il fallait donner à l'appareil assimilateur le ton qu'il n'avait plus, et faire disparaître dix litres de sérosité accumulée dans la poche du péritoine. Je prescrivis, d'abord, un léger purgatif; j'obtins, par ce moyen, des selles stercorales et ensuite des selles séreuses. Les urines rares et presque noires, devinrent plus abondantes et prirent une couleur moins foncée ; après cette purgation le traitement fut arrêté comme il suit :

1° Le matin , une cuillerée à bouche de sirop de gentiane ; 2° dans la journée , pour boisson l'infusion de fleur de genêt (dans demi-litre le nitrate de potasse, commencé à la dose de 50 centigrammes ; porté , au bout de cinq à six jours, à 1 gramme 50 centigrammes) , édulcorée avec le sirop de capillaire ; 3° toutes les quatre heures une grande cuillerée à café du mélange suivant :

Rob de sureau	15 grammes.
Id. de genièvre.	
Elixir de gentiane	12 id.
Sirop de quina	60 id.
Id. des cinq racines	90 id.
Id. de capillaire	60 id.

4° frictions sur le ventre avec un mélange , à parties égales, de teinture de scille et de digitale; 5° cataplasme, sur le ventre, de farine de lin et des sommités d'absinthe, arrosé avec le même mélange; 6° pour régime, bouillon de vieux coq , jeune poulet rôti , poisson frit , fruits cuits , eau sucrée rougie avec le vin de Bordeaux.

Ce traitement , continué avec quelques modifications , amena bientôt une amélioration remarquable dans tout l'organisme. L'ascite était réduite à peu de chose ; le ventre continuait à diminuer d'une manière progressive, et vers la fin d'août , après trois mois de traitement , il était réduit à son état normal.

L'abdomen exploré exactement, on ne reconnaissait aucun signe ni d'engorgement des viscères , ni d'épanchement aqueux ; l'appétit était bon , la digestion facile; les forces étaient revenues, et la petite malade faisait chaque jour plusieurs heures de promenade à pied.

Au milieu d'un état aussi satisfaisant, pendant plusieurs nuits, Mlle Louise fut prise de crises nerveuses dans le ventre ; l'usage du sirop de tridace, continué quelques jours, les fit disparaître, et depuis lors sa santé s'est toujours améliorée. Voici ce que le père m'écrivait de Marseille, à la date du 28 janvier 1846 :

« Louise continue à se bien porter, son ventre ne dit « plus rien : c'est une cure merveilleuse que vous avez « faite ; Mme de M.... et moi, nous en serons toujours « reconnaissants. »

QUATRIÈME OBSERVATION.

F... M... F...., âgé de neuf ans, d'un tempérament nerveux et d'une constitution délicate, avait eu à deux ans la teigne muqueuse ; guéri par les conseils d'un médecin instruit, il n'en conservait à trois ans aucune trace, mais il était faible, débile et sujet à de fréquents catarrhes de la poitrine qui nécessitent à huit ans l'établissement d'un cautère au bras gauche. A cette époque, l'enfant se plaint de palpitations et d'oppression, surtout en montant. Appelé à lui donner des soins, je le trouvai pâle, maigre; le pouls vite, petit, la langue blanche et humectée ; il y avait toux sèche sans expectoration ; le cœur présentait un volume anormal, cependant ses battements n'offraient rien d'irrégulier; la poitrine percutée, auscultée, présentait de la sonorité dans toutes ses régions ; le ventre était tendu et contenait des gaz, mais surtout une assez forte collection d'eau ; peu d'appétit, une digestion difficile, des selles irrégulières, des urines rares, jaunes ; le malade ne pouvait se tenir que sur le dos et presque assis. Cet ensemble de symptômes me laissait peu d'espoir de guérison, attendu qu'il y avait un commencement d'hypertrophie du cœur, peu ou point de réaction dans l'organisme, et une accumulation d'eau dans l'abdomen; en un mot, d'après l'étiologie de la maladie, le diagnostic devenait difficile et le pronostic plus difficile encore.

Relever l'organisme et surtout l'appareil assimilateur, combattre la tendance à l'hypertrophie du cœur, augmenter la sécrétion des urines, tel est le triple but que je me proposais. Ma première pensée fut d'abord d'exciter quelques selles, soit pour vider les intestins, soit pour réveiller leur tonicité. Dans cette vue, pendant quelques matins, je prescrivis une once de sirop de fleur de pêcher : le résultat de ces légères purgations fut le retour d'un peu d'appétit, des urines moins colorées et plus abondantes, et, par conséquent, une diminution sensible de l'ascite. Pour boisson on donnait l'infusion de feuilles de digitale, 1 gramme 1/2, et une forte pincée de fleur de genêt, pour demi-litre d'eau ; à la colature on ajoutait 1 gramme de nitrate de potasse et 30 grammes de sirop des cinq racines. Le matin et à midi on faisait passer un petit cuiller à bouche du mélange ci-après formulé :

Rob de sureau.	30 grammes.
Id. de genièvre	
Id. élixir de gentianc. . . .	
Sirop de nerprun	
Id. des cinq racines	
Id. de capillaire	60 grammes.

Pour aliments : pour déjeûner, un potage au bouillon gras dans lequel on faisait cuire du cresson, de la chicorée blanche, du cerfeuil et de la laitue; à dîner, des viandes blanches bouillies, en petite quantité, des fruits cuits et un peu de vin trempé ; le soir, un bouillon et une tranche de pain grillé.

A la faveur de ce traitement, continué deux mois et demi avec quelques légères variations, l'ascite a disparu, le cœur est rentré dans son volume normal, l'assimilation est devenue régulière, l'enfant a pris de la force, de la fraîcheur et une santé sur laquelle on ne pouvait guère compter.

RÉFLEXIONS.

Quoique la théorie de l'hydropisie ait varié constamment, qu'un système ait pris la place d'un autre, que les expériences de l'un soient venues renverser celles d'un autre, quelle que soit la manière d'expliquer le mode de sa formation, nul doute que, dans le plus grand nombre des cas, l'hydropisie n'est que le résultat d'une autre maladie et d'un trouble plus ou moins appréciable de la circulation sanguine ; aussi, pour procéder d'une manière rationnelle, il faut s'adresser à la cause première ; alors on peut espérer un bon résultat dans le traitement. Malheureusement, il n'est pas toujours très facile d'arriver à la connaissance de cette cause première. Dans l'ancienne médecine, on admettait une hydropisie froide et une hydropisie chaude. Les modernes, en adoptant ces vues, ont reconnu une hydropisie sthénique et une hydropisie asthénique. La première espèce réclame l'emploi des antiphlogistiques, et la seconde, celui des toniques. A côté de cette donnée de l'observation pratique, déduite soit de la nature des causes productrices, soit de l'action des remèdes, vint de bonne heure se placer l'indication d'évacuer les eaux épanchées, soit par des procédés chirurgicaux, soit par la voie de l'urine, des selles, des sueurs, des vomissements. Longtemps toute la théorie de la médecine moderne fut là, et *Sydenham*, représentant de cet état de la science, considéra l'hydropisie comme quelque chose d'un et de fixe, susceptible d'être soumis à une méthode de traitement, et il n'eut que deux choses en vue : l'évacuation du sérum, et, après cette évacuation, le rétablissement de la force du sang pour prévenir la récidive.

La médecine n'est point encore arrivée, il s'en faut de beaucoup, à un degré de perfection et de précision qui permette de juger toutes les méthodes curatives en dernier ressort.

Nous n'avons point de code qui soit légal et généralement adopté; chacun est libre d'envisager à sa guise l'organisme et les moyens de le traiter, pourvu que ses idées ne répugnent point à la raison et à l'expérience.

Personne ne disconviendra qu'au lit du malade on peut arriver au but par des voies différentes, et que les apparentes contradictions du traitement s'expliquent très bien par les réactions diverses de l'organisme.

La nature organique n'est point renfermée dans d'aussi étroites limites que nos systèmes, autrement on n'aurait pas vu tant de théories en médecine se succéder les unes aux autres, et chacune d'elles compter des succès quand on venait à en faire l'application. En dernière analyse, l'expérience et les résultats rigoureux qui en découlent sont la seule chose vraie en médecine et à l'abri de toute controverse. Plus un médecin a observé longtemps et avec attention la manière dont le corps vivant se comporte avec les impressions du monde extérieur, celles surtout des agents thérapeutiques, plus il est parfait comme praticien. Chacun peut donc avoir son système, son mode particulier d'envisager les choses. Toutefois, nous devons le proclamer, aujourd'hui le médecin sage, le praticien prudent, riche des observations et des travaux des anciens, ne marche qu'avec mesure et réserve ; il n'adopte aucune doctrine, aucun système ; il cherche, parmi les unes et les autres, tout ce qui peut le guider vers un but utile, et l'écléctisme devient la véritable boussole de sa conduite. Ainsi, pour les hydropisies, nul doute qu'il y en a de subites et dont la cause est inappréciable ; d'autres qui tiennent à un trouble, à un désordre fonctionnels du système vasculaire d'un organe ou d'un appareil d'organes. Ici on ne peut espérer de succès qu'en combattant en même temps et la cause et son produit.

Des observations que nous venons de vous communiquer, la première appartient aux hydropisies sthéniques; nous en avons triomphé par l'emploi des antiphlogistiques et des diurétiques doux. La seconde s'était développée tout à la fois sous l'influence d'une quasi-aménorrhée et d'une véritable atonie du tube digestif et de l'appareil urinaire. Les antiphlogistiques, les luxatifs et les diurétiques combinés ont amené une terminaison prompte et heureuse. La troisième, développée chez un enfant hyposthénique, débile, cachectique, il a fallu donner du ton à l'appareil digestif, en réveillant son irritabilité, et à l'organisme en général par de légers laxatifs, les toniques et les diurétiques. Ainsi dirigé, ce traitement nous a réussi.

Le sujet de la quatrième observation est un enfant teigneux, dans le premier âge; plus tard, exposé aux catarrhes pulmonaires, menacé d'hypertrophie du cœur, faible, languissant; mauvaise assimilation.

A l'aide de légers purgatifs, des diurétiques doux, de la digitale, des toniques, des antiscorbutiques et d'une bonne alimentation, la cure, au bout de deux mois et demi, a été radicale.

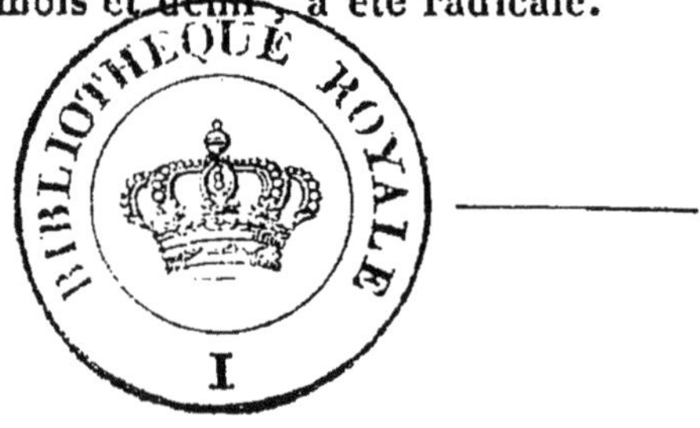

LYON, IMP. MARLE, RUE ST-DOMINIQUE, 13.

www.ingramcontent.com/pod-product-compliance
Ingram Content Group UK Ltd.
Pitfield, Milton Keynes, MK11 3LW, UK
UKHW021020220726
13924UKWH00001B/96

9 782019 974893